ÉTUDE

SUR LES

CONTUSIONS DU CRISTALLIN

PAR

Le Docteur CAUDRON

PARIS

IMPRIMERIE DE LA FACULTÉ DE MÉDECINE

A. DAVY, Successeur de A. Parent

52, RUE MADAME, ET RUE CORNEILLE, 3

1889

ÉTUDE

SUR LES

CONTUSIONS DU CRISTALLIN

ÉTUDE

SUR LES

CONTUSIONS DU CRISTALLIN

PAR

Le Docteur CAUDRON

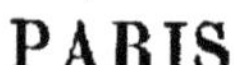

PARIS

IMPRIMERIE DE LA FACULTÉ DE MÉDECINE

A. DAVY, Successeur de A. PARENT

52, RUE MADAME, ET RUE CORNEILLE, 3

1889

ÉTUDE

CONTUSIONS DU CRISTALLIN

INTRODUCTION

Des traumatismes si nombreux et variés auxquels le cristallin est exposé, nous voulons seulement retenir ceux étudiés en ces dernières années sous la rubrique « Contusions simples ».

Les observations publiées sont encore peu nombreuses, mais comme nous le verrons plus loin, ces cas échappent souvent à l'examen médical.

Nous croyons à un certain degré de parenté entre les troubles produits par la contusion et ceux qui ont été observés après les convulsions chez les enfants, à la suite de crises hystériques ou épileptiques, ou encore chez des s....... ppés par la foudre. En résumé, bon nombre ......tes monoculaires, soi-disant spontanées, de ......s chez des sujets jeunes, sont, comme M. le prof. ...nas l'enseignait, il y a plusieurs années, d'origine traumatique.

Nous terminerons cet exposé par la description des troubles produits par la maturation de la cataracte (procédé de Foerster) et verrons en dernier lieu comme on a pu reproduire expérimentalement la lésion qui sert de thème à cette courte étude.

Nous ferons précéder l'étude des faits cliniques, de quelques détails sur l'anatomie du cristallin empruntés aux travaux de *Schwalbe* et de *Becker*.

Le cristallin est situé entre l'iris et le corps vitré; il est suspendu au corps ciliaire par une membrane d'attache connue sous le nom de zonule de Zinn. Nous aurons donc à considérer : 1° le cristallin lui-même; 2° son ligament suspenseur ou zonule.

La forme générale du cristallin est bien connue c'est celle d'une lentille bi-convexe à contour sphérique. Sa face antérieure est moins courbe que la postérieure, le rayon de courbure de la première est de 10,0 millimètres d'après *Helmholtz*, de 8, 3 d'après *Knapp*, le rayon de courbure de la face postérieure est de 6 millimètres. Pour la vision de près, la courbure des faces cristalliniennes augmente mais l'accroissement de courbure se produit surtout aux dépens de la face antérieure. Son rayon de courbure descend à 6 millimètres et celui de la face postérieure à 5,5 millimètres seulement. L'épaisseur de la lentille est, à son centre, à peu près de 4 millimètres; son diamètre transversal, 9 à 10 millimètres et la longueur de son méridien atteint 12 millimètres. Les deux faces du cristallin ne présentent pas une courbure régulièrement sphérique. La face postérieure, d'après Brucke, se rapprocherait plus d'une parabole et l'antérieure d'une ellipse. De plus, si l'on faisait passer un plan vertical par le bord du cristallin ce plan serait plus rapproché du pôle antérieur à cause de la courbure moindre de la face antérieure.

Le cristallin, dans l'œil humain, présente dans le jeune
âge et l'âge adulte une transparence et une limpidité
parfaites, il se fonce légèrement en jaune à mesure que
la vieillesse devient plus avancée. La substance du
cristallin contient 60 0/0 d'eau et 35 0/0 de matières albuminoïdes. Elle est divisée en deux parties de consistance différente, une substance périphérique molle
(substance corticale) et une partie centrale plus dure
(noyau) mais ces deux parties se fondent peu à peu
l'une dans l'autre par une transition insensible. La
différence de consistance entre ces deux parties du
cristallin tient à une imbibition différente par le suc
nourricier; le cristallin, en effet, étant dépourvu de
vaisseaux et tirant sa nourriture des parties voisines, il
est naturel que les parties périphériques soient plus
imprégnées de sucs nutritifs que les parties profondes.
Cette différence de consistance produit naturellement
une différence de réfraction et la lentille appartient
donc aux corps ayant un pouvoir bi-réfringent. D'après
Helmholtz la différence de réfraction serait de 1,44 à
1,45. D'après *Krause* l'indice de réfraction des masses
corticales serait 1,4053, celui des parties centrales de
1,4541.

Le cristallin se dégage, sous forme d'une petite bourse,
du feuillet blastodermique externe. Bien après le début de l'invagination de la vésicule optique, apparaît en
regard de la concavité de la vésicule, un épaississement
par prolifération cellulaire du feuillet ectodermique qui

va se recourber sur la face concave du feuillet distal.
C'est le premier rudiment du cristallin.

D'après *Vassaux* (1) le développement embryologique
du cristallin chez le lapin se fait de la façon suivante :
Cet épaississement ectodermique prend naissance dans
la couche profonde de l'épiblaste, et, dès le début, il est
facile de voir que la prolifération est plus accusée au
centre de la plaque que sur ses bords. Si on examine un
embryon de lapin de 10 et 11 jours le cristallin à ce
moment apparaît sous la forme d'un ménisque dont la
convexité regarde vers la vésicule. Vers la fin du
11ᵉ jour on voit apparaître, d'abord à la partie inférieure, ensuite sur les parties latérales et supérieures
de cette lentille, un bourgeonnement des cellules de
l'épiblaste sous forme de repli, qui passe en avant d'elle
à la manière d'un diaphragme, qui se rétrécit de plus
en plus. Dans les premières heures du 12ᵉ jour la lumière est complètement fermée et le cristallin alors
se compose d'une vésicule close dont la face antérieure
est seulement composée d'une ou deux couches de cellules serrées les unes contre les autres tandis que celles
de la paroi postérieure commencent déjà à s'allonger
et se disposent radialement par rapport au centre du
cristallin.

Le cristallin ainsi formé est entouré de tous côtés
par une couche de mésoderme qui le sépare de l'épiblaste et de la rétine en arrière. Le cristallin vers le
12ᵉ jour prend une forme ovale dont la grande extré-

(1) Thèse de Doctorat, 1888.

mité regarde l'épiblaste et la pointe le pédicule de la vésicule secondaire.

Chez l'homme, le cristallin se dégage donc sous la forme d'une petite bourse à parois garnies d'épithélium. Cette bourse se rétrécit promptement ; les cellules épithéliales de la paroi postérieure, s'allongent en de longues cellules cylindriques (fibres cristalliennes) ; elles dépassent alors le plan équatorial en avant et viennent rejoindre les cellules de la partie antérieure qui, elles, sont restées aplaties et remplissent ainsi le vide situé primitivement entre les deux couches Quant à la membrane d'enveloppe du cristallin elle naît d'une façon secondaire, en partie d'une excrétion cuticulaire des cellules du cristallin et en partie probablement aussi du tissu conjonctif embryonnaire qui entoure le cristallin à sa naissance.

Il nous reste maintenant à étudier la structure histologique du cristallin. Pour cela il nous faut le diviser en trois parties : 1° la capsule d'enveloppe ; 2° l'épithèle de la capsule antérieure ; 3° les fibres cristalliniennes.

La capsule du cristallin est une membrane élastique entourant complètement le cristallin ; elle est diaphane, elle adhère solidement à la zonule près de son bord et de sa surface antérieure, sa partie postérieure est adhérente au corps vitré. Elle n'a point une épaisseur uniforme c'est à la partie antérieure et principalement à son centre qu'elle prend sa plus grande épaisseur (11 à 15 μ) elle diminue d'épaisseur vers ses bords pour atteindre son épaisseur minimum au milieu de la partie postérieure (5-7 μ) Elle est très élastique, et ses bords se recroquevillent dès qu'elle est déchirée, cependant elle ne présente pas les mêmes caractères que les substances élastiques, ou que le tissu conjonctif. D'après *Chittenden* elle se rapprocherait le plus comme qualité chimique du sarcolème et de la membrane propre des glandes. *Valentin*, à l'aide d'un fort grossissement, est parvenu à découvrir de fines stries parallèles sur des coupes de la capsule. *Berger* a pu, après macération, la diviser dans le sens de ces stries parallèles. Il a pu surtout détacher, à sa partie antérieure et même postérieure, une lamelle externe qui se continue à l'exception des autres avec la zonule. La partie interne de la capsule présente elle aussi une structure lamellaire mais moins facile à déterminer.

Cette membrane serait donc constituée par des lamelles réunies par du ciment. On n'y rencontre aucun élément cellulaire. *Schwalbe* émet l'opinion qu'on doit considérer les couches internes de cette membrane capsulaire comme de formation cuticulaire, mais sa couche externe, la lamelle zonulaire, comme dérivant de la capsule vasculaire et embryonnaire du cristallin.

Au dessous de la capsule antérieure du cristallin se trouve une simple couche d'épithélium pavimenteux. C'est *l'épithèle* du cristallin. Chez les enfants la hauteur de ces cellules est égale à la longueur (10 μ), mais chez l'adulte, au contraire, elles s'allongent et prennent une forme hexagonale (19 à 21 μ) de longueur. Leur corps est granuleux et présente souvent des vacuoles et leur noyau sphérique renferme un ou deux nucléoles. Les contours présentent quelques prolongements plus ou moins longs et quelque fois bifurqués. Ces prolongements remontent à leur surface externe, deviennent sous-jacents à la capsule et se trouvent situés au milieu d'une mince couche albumineuse qui se continue sous la capsule postérieure entre cette dernière et les fibres cristalliniennes. A mesure que l'on s'approche des bords du cristallin les cellules deviennent plus granuleuses et s'allongent et finalement se transforment en fibres cristalliniennes. Entre la surface postérieure de l'épithèle et la face antérieure des fibres cristalliniennes, c'est-à-dire à la place de la vésicule lenticulaire embryonnaire, on trouve, dans les cristallins frais, une mince couche albuminoïde sous-épithéliale qui unit les cellules épithéliales aux fibres. C'est ce qui explique l'apparition d'une gouttelette de liquide renfermant des globules d'albumine lorsque l'on pique la capsule antérieure (humor ou liquor de Morgagni).

Les fibres cristalliniennes sont des prismes hexagonaux allongés renfermant des noyaux avec des nucléoles quand elles appartiennent à la corticale, tandis qu'elles en sont dépourvues quand elles font partie des parties centrales ou noyaux. Les fibres les plus périphériques ont une longueur de 10 à 12 μ et une épaisseur de 4,5 à 5,5 μ ces mêmes dimensions sont pour les fibres internes de 7 à 8 μ; de longueur de 2,5 μ. Ces fibres ne possèdent pas une membrane d'enveloppe chimiquement différente du contenu très riche en albumine. Ce qui a été décrit comme une membrane est une couche corticale plus condensée mais se perdant insensiblement dans la masse centrale plus mollasse. Les fibres périphériques sont plus riches en eau, plus mollasses, les centrales sont plus denses et contiennent moins d'eau. Les contours des fibres sont lisses dans la corticale, irrégulièrement dentelées au centre. Ces fibres centrales sont donc les plus anciennement formées, repoussées et comprimées par les fibres de formation plus récente qui proviennent de l'allongement des cellules épithéliales de la capsule surtout de celles situées près de l'équateur du cristallin. Les fibres du cristallin sont réunies par une substance de *ciment* mollasse accumulé en moindre quantité entre les côtés plats des fibres que le long de leurs arêtes étroites. Ces fibres s'associent pour former les lamelles concentriques. Chacune de ces lamelles présente le même arrangement des fibres qui sont groupées de façon que dans l'angle formé par deux faces appartenant à deux fibres voisines vienne s'enclaver un angle aigu appartenant à une troisième fibre.

Sur les deux faces du cristallin existe une figure étoilée à trois rayons; le rayon supérieur de la face antérieure occupe le méridien vertical de l'œil, ainsi que le rayon postérieur de la face postérieure de sorte que la figure de cette dernière semble avoir tourné de 90° autour de l'autre. Ces figures étoilées résultent de l'ensemble des terminaisons des fibres cristalliniennes qui se font de la façon suivante :

Du centre du cristallin part une fibre dont l'extrémité se recourbe autour de l'équateur et se termine près de celui-ci à la face postérieure, une seconde fibre cristallinienne, à côté de la première, part un peu plus bas et comme elles sont toute de longueur pareille elle se terminera de l'autre côté un peu plus loin de l'équateur ; toutes les fibres contiguës se rangent d'une façon analogue et de façon que toutes leurs extrémités sont situées dans une ligne droite qui forme un des rayons de la figure étoilée. A l'endroit même de cette figure se trouve un amas de substance amorphe.

Le ciment imprégnable doit être envisagé comme étant chargé du transport du liquide nutricier du cristallin. D'après *Schwalbe* il n'existe pas d'autres voies ou interstices dans la trame cristallinienne chargées du rôle de voies nourricières (ce sont les soi-disant voies inter fibrillaires de von *Becker.*) Le ciment existe donc : 1° comme couche sous capsulaire entre l'épithèle et la cristalloïde antérieure, 2° comme couche sous-épithéliale entre l'épithèle et les fibres cristalliniennes dans l'espace embryonnaire primitif du sac lenticulaire, 3° comme ciment de la figure étoilée du cristallin 4° entre les différentes fibres elles-mêmes.

Le cristallin embryonnaire se distingue du cristallin dévelopé par sa forme sphérique, et répond au noyau de l'adulte. Son accroissement aurait lieu, d'après *Kölliker* et *Henle* par juxtaposition avec augmentation du nombre des fibres ; il serait appositionnel. D'après *Harting* l'accroissement du cristallin humain serait interstitiel pendant la vie embryonnaire et, après la naissance appositionnel.

Le cristallin est suspendu derrière l'iris par une membrane appelée zonula ciliaris ou zonule de Zinn Cette membrane n'est que la continuation de la membrane hyaloïde. C'est une collerette plissée en forme de

fraise qui entoure le bord du cristallin et se divise à
ce niveau en deux feuillets qui vont se confondre avec
la capsule du cristallin de façon à former la lamelle
zonulaire que nous avons décrite. La longueur de cette
membrane qui correspond à la distance du bord du cristallin a l'ora serrata est de 6 mill. environ. Toute la
partie, et c'est la plus considérable, allant de l'ora
serrata à la crête des procès ciliaires, forme la partie adhérente de la zonule, et la partie, allant de ce point au
bord cristallinien, forme la partie libre ou flottante de
la zonule. La partie adhérente de la zonule est solidement fixée au corps ciliaire; elle est finement striée par
des plis radiés plus accusés au niveau des procès ciliaires
qu'à la périphérie au niveau de l'ora serrata. Ces plis
ne comblent pas tous l'espace laissé libre entre les
vallées qui séparent les procés ciliaires de sorte qu'il
existe un espace libre entre ces dernières et la zonule
ce qui forme des diverticules en communication avec
la chambre postérieure. C'est *Kuhnt* qui le premier a
décrit ces diverticules qui sont au nombre de soixante-
dix. Au niveau du muscle ciliaire la zonule se trouve
solidement adhérente en tout point avec la limitante
cuticulaire de la partie ciliaire de la rétine de façon
qu'il ne s'y rencontre aucun espace déhiscent. Dans la
région des procès ciliaires suivant que la membrame
recouvre soit le sommet du procès ciliaire ou la vallée
intermédiaire, l'adhérence est différente. L'adhérence
est intime et semblable à celle qui existe au niveau du
muscle ciliaire entre le sommet du procès ciliaire et la
zonule. Au niveau des vallées, la zonule au contraire est

séparée de la limitante de la partie ciliaire de la rétine par les espaces de Kuhn. Toute cette partie adhérente de la zonule est une membrane hyaline fermée, finement striée. Elle est formée par les fibres zonulaires qui prennent naissance en pointe fine près de l'ora serrata, augmentent en nombre et en force au niveau de sommets des procès ciliaires, de façon à former un grillage serré entre lesquels peuvent néanmoins venir naître de nouvelles fibres. Elle reçoit encore de nouveaux renforcements par l'adossement et la fusion de fibres fines tendues (*Berger*) qui s'élèvent des vallées ciliaires. Dans toute cette partie les fibres sont réunies entre elles par une masse vitreuse et identique à la substance des fibres de façon que les fibres ne représentent que des épaississements radiés de la membrane.

Au niveau de la partie libre de la zonule les fibres se transforment en faisceaux qui se rendent d'une façon différente au bord du cristallin. Les faisceaux des fibres venant des vallées ciliaires, vont s'insérer à la face antérieure du cristallin, les faisceaux venant des sommets s'insèrent au bord cristallinien même et même à une zone étroite du pourtour de la capsule postérieure Ces faisceaux sont divergents de façon à entourer le bord du cristallin en recouvrant une plus grande partie de la surface antérieure que de la surface postérieure de la cristalloïde. Les faisceaux de cette partie libre de la zonule ne constituent pas une membrane continue; au contraire il existe entre les faisceaux de fines fissures radiées qui entourent en auréole le bord cristallinien et établissent une communication entre la chambre antérieure et le *canal de Petit* placé derrière. Ce canal est donc limité en avant par la zonule, en arrière par le corps vitré, et latéralement par le cristallin. A la périphérie de la zonule son calibre est réduit à une simple fente capillaire, mais il s'élargit dans le voisinage des procès ciliaires et acquiert sa plus grande profondeur au niveau du bord cristallinien. Son calibre subit des réductions alternatives par les faisceaux de la zonule qui vont s'insérer au cristallin, de sorte que si on l'insuffle d'air il apparaît sous la forme d'un chapelet de bulles d'air. En injectant du bleu de Prusse on se rend compte qu'il s'insinue plus ou moins loin entre la périphérie de la rétine et le corps vitré.

Merkel et *Henle* ont nié l'existence du canal de Petit. D'après *Kuhnt* il n'existerait pas chez l'enfant, mais serait manifeste chez l'adulte. *Ulrich* et *Aéby* ont confirmé son existence.

L'apport des matériaux de nutrition au cristallin se fait au niveau de l'équateur par endosmose, le cristallin ne possédant pas de vaisseaux et n'étant en rapport immédiat avec aucune partie en possédant. L'épithélium de la capsule antérieure dépasse l'équateur. Jusqu'à ce niveau, les cellules ont encore la même forme que dans l'épithélium antérieur. Derrière l'équateur, Becker a trouvé, sur les cristallins d'individus jeunes, un épaississement notable de la capsule auquel il attribue une valeur spéciale. Il croit avec Kœlliker, que ces cellules voisines de la limite postérieure de l'épithélium sont constamment en voie de multiplication.

Henle décrit aussi en cet endroit plusieurs rangées

de cellules elliptiques presque rectangulaires à grand diamètre transversal, c'est-à-dire perpendiculaires à la direction des fibres. Après celles-ci, viendraient plusieurs rangées de cellules allongées dans le sens des fibres et dont les séries successives se recouvrent comme les tuiles d'un toit. Elles se terminent à quelque distance du pôle postérieur et s'en éloignent toujours davantage à mesure que le cristallin est plus âgé.

C'est dans ces dernières cellules allongées, surtout dans celles qui se rapprochent de l'équateur, que l'on peut, selon Henle, observer les diverses phases de la division et de la prolifération. C'est là que se ferait le développement du cristallin.

Schöler et Uthoff ont cherché à déterminer la marche du courant nutritif intra-oculaire à l'aide d'injections de fluorescéine dans le corps vitré, dans la chambre antérieure et dans le sang. Ils sont arrivés à cette conclusion : que l'humeur aqueuse est produite par le corps ciliaire et la surface postérieure de l'iris ; que le corps vitré, placé dans des conditions de pression normale ne fournit aucun produit de sécrétion à la chambre postérieure et au cristallin.

Ces expériences, reprises par M. *Panas*, l'ont conduit à des conclusions différentes :

« L'humeur aqueuse est manifestement sécrétée dans l'espace rétro-iridien (chambre postérieure des anciens anatomistes) et non dans la chambre antérieure, soit par la cornée, soit par l'iris, ainsi que cela avait cours dans la science depuis longtemps.

« Si l'on réfléchit aux parties qui constituent l'espace

Caudron.

2

rétro-iridien (cristallin, zonule de Zinn, procès ciliaires et face uvéenne de l'iris), on ne peut attribuer cette sécrétion qu'à la couche des cellules ectodermiques pigmentaires ou non qui tapissent les procès ciliaires et la face postérieure de l'iris

« Comme l'embryogén.,nous enseigne que les élé-ments en question proviennent de la rétine elle-même, ce serait donc à la partie irido-ciliaire de celle-ci que revient la sécrétion de l'humeur aqueuse.

« On sait, d'autre part, que les conduits de Fontana et de Schlemm, placés dans la périphérie de la chambre antérieure, en sont les canaux de décharge.

« Des expériences faites en injectant de la fluores-ceïne directement dans le vitréum, il résulte : que le courant exosmotique de l'humeur vitrée se fait en avant, dans le sens de la chambre antérieure, très probablement à travers la zonule, et non en arrière du côté du nerf optique.

M. Panas insiste sur l'existence dans l'œil d'*espaces nutritifs* réels ou virtuels, appelés aussi espaces lymphatiques, dont ils jouent jusqu'à un certain point le rôle.

On admet comme tels :

« La chambre antérieure avec les canaux de Schlemm et de Fontana.

« L'espace rétro-iridien.

« La supra-choroïdea qui communique avec l'espace sous-ténonien et l'espace arachnoïdien du nerf optique.

« Un espace, cette fois virtuel, entre la couche pigmentaire de la rétine et celle des cônes et des bâtonnets.

« Pour ce qui est de l'espace intra-rétinien en particulier, la physiologie nous enseigne qu'il s'y passe des mouvements nutritifs incessants, dont l'aboutissant est la formation du rouge rétinien, découvert par Boll, et une migration du pigment sous l'influence de la lumière. »

A l'occasion des recherches très intéressantes poursuivies par lui sur la cataracte naphtalinique. M. le professeur Panas a été amené à exposer à l'Académie de médecine, puis au Congrès d'ophtalmologie de 1887, ses idées sur la nutrition de l'œil et du cristallin en particulier.

L'anatomie comparée et l'embryologie viennent, dit M. Panas, à l'appui de l'opinion qui attribue à la rétine et principalement à sa surface épithéliale postérieure, le rôle nutritif prépondérant concédé jusqu'ici à la riche circulation des procès ciliaires, ou, par leur intermédiaire à celle de la choroïde. Cette couche épithéliale sécrétante se continue sur les procès ciliaires et la face postérieure de l'iris.

Etudiant l'évolution de la cataracte naphtalinique, M. Panas a observé que les parties les plus atteintes étaient l'espace compris entre la rétine et l'hyaloïde, — espace qu'il dénomme « hyalo-rétinien » — et l'espace ventriculaire intra-rétinien. Lorsque leurs parois limitantes sont altérées, le vitreum et le cristallin souffrent à leur tour dans leur nutrition et la cataracte se produit.

A côté des désordres si caractéristiques survenus dans la rétine après l'ingestion de la naphtaline, la choroïde restait indemne.

Les procès ciliaires, le tractus uvéal ne présentaient rien d'anormal.

De ces faits d'observation, montrant que la dystrophie du cristallin est intimement liée à des troubles antérieurs de la rétine, il a paru rationnel à M. Pamas de conclure que la nutrition du premier est liée à la nutrition de la seconde.

Comment circule le courant nourricier dans le cristallin? Possède-t-il des voies distinctes ? et comment s'effectue la sortie ?

Von Becker avait décrit un système de canaux interfibrillaires entourant le noyau cristallinien. L'existence de ces lacunes a été niée par d'autres observateurs. O. Becker voit dans ces canaux interfibrillaires une erreur d'interprétation des courbes formées par les fibres du cristallin et dans la matière interfibrillaire remplissant les interstices de la figure étoilée un produit de l'altération cadavérique.

Cependant, comme nous le verrons plus loin dans l'analyse des faits pathologiques, les opacités observées dans le cristallin et localisées selon toute apparence, dans les voies destinées au passage de la lymphe, plaident en faveur de la réalité des espaces interfibrillaires.

D'après Schlösser (1) le courant lymphatique destiné

(1) *Schlosser* : Étude expérimentale sur la cataracte traumatique. (Munich 1887).

à nourrir le cristallin entre par l'équateur, se répand près de la cristalloïde postérieure vers le centre de la corticale postérieure, passe de là, à travers les canaux périnucléaires, dans la corticale antérieure, et y entre ou dans la figure étoilée, ou près de la cristalloïde, dans des espaces capillaires qui séparent les fibres cristalliniennes et se dirigent vers des portes de sortie situées dans une ligne circulaire qui correspond à l'insertion des fibres de la zonule.

Les observations de Samelsohn et de Fuchs ont fourni des indications précieuses sur la sortie des matériaux de nutrition qui ont servi au cristallin.

Samelshon surveillant l'évolution de fragments de fer qui avaient séjourné sans irritation sous la capsule antérieure, les vit se réduire en fines particules de rouille qui migrèrent toutes vers des points symétriques dont la réunion formait un cercle qui réunissait l'extrémité des fibres antérieures de la zonule dans la capsule.

Fuchs rapporte deux observations personnelles qui viennent corroborer la précédente :

Un apprenti serrurier de 16 ans fut atteint d'un éclat d'acier qui pénétra dans le cristallin à travers la cornée. Il n'y avait pas eu de phénomènes inflammatoires, mais le cristallin s'était troublé. Le malade vint à la clinique 8 mois après l'accident. La pupille fût dilatée complètement par l'atropine. Le cristallin était entièrement trouble et présentait un épaississement blanchâtre de la capsule près du pôle antérieur semblant indiquer l'endroit par où était entré le corps étranger. Ce dernier était invisible, mais tout le long du bord de la pupille dilatée, existait une couronne de points couleur de rouille, des plus fins.

Le second malade, un forgeron de 28 ans, vint à la clinique pour cécité de l'œil droit. En l'interrogeant, il put se rappeler que neuf semaines auparavant quelque chose lui était entré dans l'œil, mais comme cela arrivait souvent, il n'y avait pas attaché d'importance. Trois semaines après seulement, il remarqua que la vision de l'œil droit diminuait. A l'examen, on constata un cristallin non encore entièrement troublé, un peu gonflé, d'un blanc bleuâtre. Avec la pupille contractée, on aurait dit une cataracte spontanée comme il s'en produit à la suite du diabète, d'autant plus que l'œil semblait, en dehors de cela, tout à fait normal. Après dilatation pupillaire, on vit une couronne de taches inégales d'un brun-rougeâtre, qui n'était pas aussi périphérique que dans le premier cas, et ne formait qu'un cercle de 6 mm. environ de diamètre. Le malade fut opéré, et dans le cristallin extrait, on trouva un petit éclat de fer.

Les stomates admis à l'équateur et décrits par Samelsohn et Morano dans la capsule antérieure aux points *indiqués précédemment* n'ont pas été reconnus par O. Becker.

La connaissance des contusions simples du cristallin est de date récente. *Arlt* en 1874, émettait des doutes sur la production des opacités traumatiques du cristallin sans rupture de la capsule ni de la zonule.

Dans son article sur *la Cataracte*, du Dictionnaire encyclopédique, M. Warlomont consacre aux contusions simples du cristallin les lignes suivantes :

« Il est certaines lésions traumatiques du cristallin dans lesquelles celui-ci semble n'avoir pas été directement offensé, et qui peuvent néanmoins donner lieu à l'opacité de la lentille, sans que les tuniques externes de l'œil aient été déchirées. C'est que la cause traumatique a fait éclater la capsule du cristallin sans que la solution de continuité puisse s'apercevoir, et que la substance de la lentille se trouve ainsi dans les mêmes conditions que lorsqu'il y a eu plaie pénétrante. L'ébranlement moléculaire subi par le système cristallinien peut-il en troubler la nutrition, et, par suite, la transparence, sans que la capsule ait été ouverte? Le fait est contesté. Quoi qu'il en soit, on voit souvent la cataracte survenir à la suite de chocs, au moyen de corps mousses et volumineux, de coups de poing, d'un coup de bouchon de bouteille de vin de Champagne, etc., sans que la capsule cristallinienne semble avoir été offensée. »

Coccius a observé des faits analogues, et nous-même avons noté semblable traumatisme produit par un bouchon sortant d'une bouteille à fruits en fermentation.

En 1883 M. le *Prof. Panas* insistait, dans une de ses cliniques, sur une distinction importante à établir entre les diverses cataractes traumatiques : d'abord celles dans lesquelles la capsule cristallinienne a été manifestement intéressée et où il suffit parfois de quelques heures pour que le cristallin s'opacifie ; puis les cas bien différents où le traumatisme produit seulement des troubles de nutrition d'évolution tardive.

Ce sont ces cataractes unilatérales observées de préférence chez des sujets jeunes et que rien n'explique comme santé générale, état circulatoire général ou local de l'individu. Si l'on éveille les souvenirs du malade il retrouve bien souvent, à l'origine, un choc sur l'œil, survenu à une date plus ou moins éloignée.

Les faits de contusion simple de cristallin observés et publiés sont peu nombreux. Un bon nombre ont dû passer inaperçus. D'abord, parce que les malades ne se présentent pas au médecin pour des contusions légères dont les effets sont passagers, puis, dans les cas plus graves, parce que d'autres lésions concomitantes (plaies de la cornée, épanchement sanguin dans la chambre antérieure), accaparent l'attention.

La contusion du cristallin peut être produite de deux façons bien différentes : 1° par un corps étranger qui pénètre à travers la cornée et vient toucher la face antérieure du cristallin, 2° par des coups portés sur l'œil, la cornée restant intacte, ou par des commotions violentes.

La lecture des observations cliniques et les faits d'expérimentation légitiment cette division.

Observations.

Nous devons, à l'obligeance de M. le Prof. *Panas* communication verbale du fait suivant :

Obs. I. — Un jeune garçon est blessé à l'œil droit par une plume. Il en résulte un léger hyphœma et une synéchie irienne isolée laquelle cède à l'emploi des instillations d'atropine. Un mois après, M. Panas constate un trouble laiteux du cristallin. Le jeune blessé quitte Paris. Trois mois plus tard, il est soumis de nouveau à l'examen de M. Panas, lequel constate avec étonnement que la lentille est redevenue transparente et la vision normale.

En 1888, M. Magnus (1), a publié sur les contusions du cristallin une monographie à laquelle nous empruntons deux observations intéressantes.

Obs. II. — Un garçon de 17 ans est blessé à l'œil par un fragment de verre, en bouchant une bouteille. Il se présente à Magnus six heures après, et ce dernier constate les lésions suivantes : plaie linéaire commençant à

(1) Magnus : Contribution aux connaissances cliniques des contusions du cristallin. (Deutsch. med. Wochensch. 1888, n° 3.)

2 millimètres du bord supéro-interne de la cornée
gauche, dirigée de haut en bas et mesurant une longueur de 5 millimètres. Hernie de l'iris. La pupille présentait un reflet grisâtre avec un point plus foncé. A
l'éclairage oblique, Magnus put voir de suite que le
trouble était très superficiel. L'iris herniée fut excisée et
cette brèche permit de s'assurer que l'opacification était
limitée au point blessé. Vingt-quatre heures plus tard,
le trouble du cristallin avait disparu.

Obs. III. — Un ouvrier sellier, âgé de 16 ans, se blesse
à l'œil droit. En cousant, la main, armée d'une alène
fort émoussée, lui échappe et vient butter contre l'œil.
Sept heures plus tard, Magnus l'examine et découvre à
1 millimètre au-dessous du bord inférieur de la cornée
une plaie de la sclérotique mesurant 1/2 millimètre.
L'iris herniée forme bourrelet dans la plaie. Léger
hyphœma. Ni déplacement, ni mobilité du cristallin,
mais trouble diffus du tiers inférieur de la lentille, au
milieu duquel on distingue des lignes et des points blan-
châtres. Le tout siège dans les couches antérieures. Le
reste du cristallin est transparent. Au bout de trente-six
heures l'opacité cristallinienne avait disparu entièrement. L'examen du fond de l'œil révéla la présence
d'une hémorrhagie en nappe limitée à la périphérie
inférieure du globe, avec caillots mobiles dans le corps
vitré. Cet épanchement disparut au bout de quinze jours
et la vision fut récupérée. Il fut impossible à Magnus de
découvrir, malgré des examens répétés et minutieux, ni
lésion de la cristalloïde, ni déchirure de la rétine.

Au sujet de ce dernier cas, Magnus fait remarquer que la cause de l'épanchement sanguin intra-oculaire doit être la rupture de quelque vaisseau rétinien. L'alène n'a pas touché le cristallin, et jamais il n'a pu trouver trace d'une déchirure de la capsule. L'effet mécanique de la blessure doit donc se ramener à deux facteurs, à savoir la violente secousse produite sur le globe oculaire par la main et l'écrasement que l'instrument à demi contondant a produit sur le bulbe.

De la monographie si complète de M. le professeur Fusch (1) nous extrayons les observations qui suivent :

Obs. IV. — Dans l'atlas ophthalmoscopique de Jäger, fig. 8, on trouve un cas de troubles étoilés de la corticale par simple contusion de l'œil. Le traumatisme d'origine était un coup sur le côté gauche de la tête ; 18 jours plus tard, l'œil ne montrait pas traces de plaie perforante, mais un décollement de l'iris du bord ciliaire (iridodialyse) en haut et en dehors, comme il en survient souvent dans les cas de contusion oculaire. Un trouble des corticales antérieure et postérieure se produisit, dessinant dans la première quatre stries rayonnantes, étroites ; dans l'autre, une grande étoile à sept branches. Le malade ne resta pas en observation.

Obs. V. — *Becker* a constaté le même trouble cortical chez un homme, sur l'œil duquel était tombée une grosse stalactite de glace. Dès la troisième semaine, sans qu'il

(1) *Fuchs* : Ueber traumatische Linsentrubung (*Wien. Klin. Wochenschr.* 1888, nº 3 et 4.)

y ait eu perforation du bulbe, une cataracte étoilée commençait à se former dans la corticale antérieure, et atteignait la taille d'une pupille à demi dilatée. Ce trouble resta stationnaire durant un an que le malade resta en observation.

Obs. VI. — Fuchs a observé une cataracte corticale après contusion chez le D' H. qui, à l'âge de 19 ans, avait reçu un coup sur l'œil droit. Il n'y avait eu alors aucune perforation du bulbe, et le traumatisme n'avait été suivi que d'une iritis légère et d'une diminution permanente de la force visuelle. 9 ans après, l'œil paraissait tout à fait normal. Il n'y avait ni synéchies postérieures, ni dépôts pigmentaires sur la capsule antérieure du cristallin, l'ancienne iritis n'avait pas laissé de traces. Dans la pupille dilatée par l'atropine, on voyait, à l'éclairage oblique et encore mieux avec l'ophthalmoscope, un trouble étendu dans la couche corticale antérieure. Le trouble constituait une étoile grise à 15 branches de dimensions variées (fig. 1) et semblant être sur des plans différents(1). Dans la corticale postérieure, on distinguait à l'ophthalmoscope un trouble beaucoup moins important, constitué par un secteur placé en bas et composé de fines stries rayonnées (fig. 2). C'était probablement le dernier vestige d'une plus grande opacité stellaire qui s'était éclaircie et même dans ce secteur il y semblait avoir un commencement d'éclaircissement car il présentait un grand interstice transparent. Il y avait en outre une

(1) Nous devons à l'obligeance de M. le prof. Fuchs (de Vienne), la faculté de reproduction de quelques-unes des figures qui accompagnent son remarquable travail sur les traumatismes du cristallin.

étroite bande opaque circulaire concentrique à l'équateur du cristallin, et formée de deux fragments d'inégales longueurs. Le fond de l'œil était normal ; la force visuelle égale à 1/3 et après correction d'une myopie de 2 D, 6/18. Sans verre, l'œil lisait Sn. 0,5 à 11 cent. sans cercles de diffusion ; l'accomodation était = 7 D.

Dans l'œil gauche, sain et non myope, l'accomodation était la même. Le trouble cristallinéen, n'avait donc en rien changé la propriété du cristallin de pouvoir devenir convexe par l'accommodation.

Obs. VII. — Emile M..., âgé de 15 ans, fut blessé à l'œil gauche par une balle de plomb fixée à une bande de caoutchouc et lancée par ce moyen. Cinq jours plus tard, l'œil présentait une injection ciliaire restreinte et un décollement étendu de l'iris à la partie externe de son insertion ciliaire. En outre, on constatait une opacité à quatre branches dans la corticale postérieure. Trois branches se bifurquaient à leur extrémité ; elles étaient constituées par un fin réseau à contours nettement accusés, et avec nervure médiane (fig. 3).

Une opacité courait également le long du bord du cristallin, aussi loin qu'on pouvait le suivre.

L'iris recouvrait les bords supérieur et inférieur du cristallin. Sur le bord externe, l'opacité consistait en une fine ligne grisâtre ; sur le bord inférieur, c'était une série de lignes contiguës au bord cristallin, reliées à l'étoile par un fil très fin qui paraissait le prolongement d'une nervure médiane d'un rayon. Le trouble s'éclaircit promptement, et huit semaines après l'accident, lors du départ du malade, il était à peine visible. Il subsistait une très légère opacité en forme de secteur dans la corticale antérieure, la pointe dirigée vers le pôle antérieur du cristallin, et qu'au premier examen on n'avait pas remarquée.

Lawford (1) a observé deux cas de cataracte à la suite d'une commotion par coups portés sur l'œil, sans blessure externe.

Nous terminons cet exposé clinique par une observation personnelle assez complète et deux faits de moindre intérêt :

OBS. VIII. — Le 9 avril 1888, se présentait à la clinique du Dr Meyer le nommé C..., palefrenier, blessé à l'œil droit, vingt-quatre heures auparavant, par l'angle d'une couverture de cheval qu'il était occupé à secouer pour en chasser la poussière. Cet homme racontait avoir éprouvé, au moment de l'accident, une douleur tellement vive qu'il tomba à la renverse et s'être aperçu peu après, d'une abolition presque complète de la vue de l'œil atteint. Les douleurs avaient persisté pendant la nuit avec un peu de rougeur et du larmoiement.

Le lendemain, à l'heure où le malade vint à la consultation, on put constater l'état suivant :

Examen fonctionnel : œil droit : compte les doigts à 0^m,60. Le champ visuel pris à la main paraît normal.

Coloration ecchymotique et léger gonflement du

(1) *Lawford*. Deux cas de cataracte à la suite d'une commotion. (Ophth. Review. 1887. p. 281).

bord et de la moitié interne de la paupière supérieure. Ecchymose sous-conjonctivale étendue masquant la partie supéro-interne de la sclérotique, injection péri-kératique peu prononcée, sensibilité médiocre du globe à la palpation. T. n. Cornée nettement transparente, chambre antérieure remplie d'une humeur aqueuse limpide ; iris mobile, pupille en moyenne dilatation.

Derrière la pupille apparaît une opacité grisâtre diffuse, de 3 millimètres de diamètre environ, qui donne l'impression première d'une cataracte traumatique par imbibition.

Un examen à l'éclairage latéral avec un grossissement suffisant, révèle la présence, au milieu de cette opacité circulaire, d'une autre opacité de forme étoilée à trois branches dont une descend verticalement du centre vers le bord inférieur de la lentille, tandis que les deux autres, partant également du centre, divergent l'une du côté du nez, la seconde du côté de la tempe (fig. 4).

La capsule paraît intacte. Le corps vitré est rempli par un épanchement sanguin qui ne permet pas d'éclairer le fond de l'œil.

Le malade se représente le lendemain, la pupille largement dilatée par l'atropine.

Examen fonctionnel : œil droit : (œil blessé) avec un verre convexe 1, 50 lit le n° 18 des échelles de Snellen à 6 mètres. V $= 1/3$. L'amélioration de l'acuité visuelle est donc notable. Le champ visuel, vérifié au périmètre, est absolument régulier.

En pratiquant l'examen à l'éclairage oblique, on constate que le trouble diffus des couches antérieures du cristallin a complètement disparu ; les rayons de l'opacité étoilée persistent seuls, sur une étendue variable pour chacun d'eux, sans toutefois que cette altération ra_onne bien loin du centre. Comme ils sont entourés d'u_e _ubstance cristallinienne transparente, on peut, à l'aide du miroir, les voir se détacher nettement sur le fond de l'œil (fig. 5).

En employant l'éclairage focal et une loupe, les rayons étoilés apparaissent composés d'un canal à contours irrégulièrement dilatés et rétrécis, renfermant une substance granuleuse.

A côté de ces rayons, et sur un plan antérieur, existent quelques dépôts couleur de rouille formés de pigment déposé sur la capsule. Il n'existe ni luxation ni subluxation du cristallin. L'épanchement du corps vitré, résorbé en partie, laisse voir le fond de l'œil à travers les caillots mobiles disséminés dans le vitréum.

Deux jours plus tard, le pointillé rougeâtre sur-capsulaire a disparu. Une des branches de l'opacité étoilée a diminué de longueur. Le sang épanché dans le corps vitré tend à résorption. L'acuité visuelle égale 1/2 de la normale.

Le 19 avril, on constate une rupture de la choroïde en forme d'arc de cercle, concentrique au bord supérieur de la papille optique, à la distance d'environ deux diamètres papillaires.

Le 26 mai, l'acuité visuelle de l'œil blessé est redevenue normale. L'accommodation a son parcours régulier. L'opacité étoilée du cristallin est toujours visible, mais ses rayons paraissent devenus plus courts. Le corps vitré est tout à fait transparent, sauf à la partie supérieure, où l'on constate la présence de quelques caillots fibrineux adhérents au fond de l'œil. A cet endroit, existe aussi un reflet blanchâtre sous forme d'arc de cercle sans que l'on puisse découvrir de décollement ou de déchirure de la rétine.

Le blessé est resté en observation jusque fin juillet. Aucune modification ne s'est produite dans l'état de l'œil. L'opacité étoilée reste toujours nette.

Obs. IX. — Mme M..., 37 ans, a reçu sur l'œil gauche, quatre jours auparavant, un coup de poing. Nous constatons une ecchymose périorbitaire et sous-conjonctivale, puis, au pôle postérieur du cristallin, une opacité rayonnée de 1 millimètre de diamètre environ $V = 1/3$. L'œil droit est normal. Cette malade n'a pas été suivie.

Enfin le cas suivant, curieux mais de valeur discutable.

Obs. X. — L'abbé C..., 32 ans, se présente à la consultation le 2 avril 1888, se plaignant d'un trouble considérable de la vue de l'œil gauche. $V = 1/200$. L'œil droit est normal.

Sous la cristalloïde gauche existe un dépôt grisâtre de forme irrégulièrement circulaire d'une étendue de 3 millimètres. La cristalloïde paraît comme plissée. L'ensemble du cristallin est le siège d'un trouble diffus.

Le malade raconte que, sujet à des accès de migraine (hémicrânie gauche), il éprouve un soulagement notable en pratiquant le massage du globle de l'œil avec la pulpe du doigt. Il croit avoir observé que les troubles de la vue ont été consécutifs à ce massage et affirme qu'ils sont de date récente.

CATARACTES

SUITE DE CONVULSIONS ET DE CRISES HYSTÉRIQUES OU ÉPILEPTIQUES

Il existe des observations de Just (1), qui constatent l'apparition presque instantanée de la cataracte pendant les convulsions de l'enfance.

On a observé aussi des troubles du cristallin survenus après des crises épileptiques ou hystériques.

Schmidt Rimpler (2), sur 27 cas de cataracte chez des sujets jeunes, note quatre épileptiques et deux femmes atteintes de convulsions hystériques.

OPACITÉS DU CRISTALLIN PRODUITES PAR LA FOUDRE

Les cas de cataractes produites par la foudre sont nombreux.

Obs. 1. — En 1864, Servais (3) racontait l'histoire d'un soldat en faction sur les remparts de Perpignan pen-

(1) *Centralblatt fur Augenheilk.*, janvier 1880.
(2) *Schmidt Rimpler*. Étiologie de la cataracte dans l'âge moyen. (*Klin. Monatsbl.* mai 1883).
(3) *Annales d'oculistique*, 1864, t. LII, p. 185.

dant un orage. Vint un coup de foudre, l'homme reçut une légère commotion générale qui l'étourdit un peu. Environ une heure après, quand on vint le relever de faction, il constata qu'il distinguait mal de l'œil droit. Sa vue se perdit peu à peu et deux mois après il entrait à l'hôpital avec une cataracte de cet œil.

Obs. II. — (Leber) (1). Un capitaine de vaisseau fut, pendant une traversée, dans la mer du Nord, frappé d'un coup de foudre. Il tomba sans connaissance ; lorsqu'au bout de deux heures, il revint à lui, il était paralysé des bras et des jambes. Le côté gauche du visage, du cou, de la poitrine et de la cuisse gauche présentaient des brûlures assez étendues et profondes ; les paupières de l'œil gauche étaient si enflées qu'il lui était impossible d'ouvrir l'œil ; l'œil droit, par contre, pouvait s'ouvrir, mais la vision était affaiblie.

Après un séjour de six mois dans un hôpital norwégien, les paralysies des membres guérirent, la vision s'améliora d'abord, puis baissa de nouveau considérablement.

Leber examina le malade trois ans après : œil droit : opacité grisâtre, annulaire, au pôle postérieur du cristallin, quelques stries dans la corticale antérieure ; pas d'opacités du corps vitré ; la papille perçue à travers ces opacités parut normale, V. $= 20/200$. Œil gauche : pupille plus large qu'à droite, réagissant difficilement.

(1) *Leber*. Sur la cataracte et autres affections oculaires causées par la foudre (1883).

Cataracte mûre, vision quantitative, projection un peu incertaine. Leber opéra la cataracte de l'œil gauche.

Résultat. — Avec + 12 D., compte les doigts à 15'. Hémiopie et rétrécissement de la moitié conservée du champ visuel. Atrophie blanche du nerf optique.

Leber passant en revue les affections oculaires produites par la foudre note encore six cataractes.

Obs. III. — (Meyhofer) (1). Une femme, âgée de 30 ans, est blessée par la foudre et reste vingt-quatre heures sans connaissance. Au réveil, toute la moitié droite de son corps était rouge et tuméfiée, mais sans brûlures véritables. Le bras et la jambe gauche étaient dans un état parétique ; la langue paralysée rendait la parole impossible. Ptosis de la paupière supérieure gauche. Revi··ue de son évanouissement, la malade voyait trouble surtout de l'œil droit. Cet œil, par la suite, redevint normal, mais l'amblyopie persista à gauche. Meyhofer qui l'examina alors, consata aux pôles anté-rieur et postérieur du cristallin une opacité au voisi-nage de la capsule. Elle s'étendait jusqu'au bord infé-rieur de la pupille où elle était limitée par une ligne horizontale laissant absolument clair le tiers inférieur du cristallin. Aucune trace de blessure de la capsule, V. = doigts à 15 pieds.

Silex (2) rapporte le fait suivant : Une enfant de

(1) *Meyhofer.* Un nouveau cas de cataracte produite par la foudre. (*Klin. Monatsbl.* 1886)

(2) *Silex.* Affection de l'œil causée par la foudre (Beitrag zur Ca-suistik der Augen affection en dure Blitzschlag). (*Archiv. f. Augenh.* XV. I. p. 65.)

3 ans 1/2 fut renversée par la foudre et resta cinq heures sans connaissance (sa mère fut tuée à côté d'elle). Le lendemain de l'accident, elle fut amenée à la clinique universitaire de Berlin. Elle ne présentait aucune lésion, sauf une légère rougeur et tuméfaction des paupières avec photophobie intense ; elle n'ouvrait pas les yeux, même dans la chambre obscure.

En ouvrant les paupières, on observa une injection périkératique, un chémosis de la conjonctive bulbaire et de nombreuses petites opacités cornéennes superficielles, qui disparurent au bout de un ou deux jours. On reconnut alors dans le cristallin, immédiatement au-dessous de la capsule, de nombreuses (environ 15) stries radiaires atteignant le pôle antérieur. Celles-ci disparurent à leur tour, mais à leur place, il se forma, dans les deux cristallins, à environ 2 ou 3 millimètres du bord de la cornée, une opacité d'un blanc grisâtre, intense, en forme de croissant, large de 1 millimètre, sur une longueur de 2 à 3 millimètres. Cette opacité, à convexité inférieure symétrique en bas et en dedans dans les deux yeux, existait encore un an après l'accident. La vision, du reste, était bonne, l'enfant ramassant, sans hésiter, des épingles jetées sur le plancher.

Obs. IV. — (*Chichkine*) (1). Un garçon de 4 ans, se trouvant sous un arbre, fut frappé par un coup de foudre. Lorsqu'il reprit connaissance, il sentit des dou-

____

(1) *Chichkine.* Un cas de cataracte double à la suite d'un coup de foudre. (Comptes rendus de la Société des médecins du Caucase. 1887, n° 10. — En Russe).

leurs par tout le corps et était aveugle. Au bout de six jours, quand il fut amené à l'hôpital, l'examen démontra quelques brûlures de la peau et des altérations dans les yeux. Les paupières étaient fermées et œdémateuses, les cils un peu brûlés, les deux cristallins présentaient une opacification diffuse.

Au Congrès international d'ophtalmologie (Heidelberg 1888). M. Hess raconte qu'il a cherché, en exposant l'œil à la décharge d'une bouteille de Leyde, à reproduire les lésions occasionnées par la foudre. Il a trouvé une destruction d'étendue variable de l'épithélium de la cristalloïde et attribue les troubles consécutifs du cristallin à l'imbibition de cet organe, lequel n'est plus protégé par son épithélium.

MATURATION DE LA CATARACTE

La maturation de la cataracte par le procédé de Foerster nous paraît reproduire fidèlement le tableau clinique et anatomo-pathologique des contusions simples.

Nous avons pu suivre l'évolution des phénomènes produits par ce traumatisme chirurgical dès l'année 1882, alors que M. *Meyer* commençait à pratiquer le massage de Foerster, ensuite d'expériences multiples sur les lapins, chez lesquels, après simple ponction de la chambre antérieure (sans iridectomie), il avait obtenu des cataractes par massage. (Compte rendu du Congrès de Copenhague 1885.) Le trouble qui suivait le froissement des couches antérieures du cristallin était, dans la plupart des cas bien marqué dès le lendemain. Ce trouble était proportionnel, comme étendue et comme rapidité d'évolution, à l'intensité du massage.

Schirmer a aussi étudié le mode d'action du procédé de Foerster, sur les lapins. Il ne pratiqua pas d'iridectomie afin de mieux se rendre compte de l'action du massage sur le cristallin. Il ouvrait la cornée à l'aide d'une lance et frottait la capsule avec une sonde mousse.

Sur 52 yeux opérés de la sorte, l'absence de tout résultat ne fut constaté que 6 fois. Des opacités plus ou moins étendues furent observées dans 36 cas et 10 fois l'expérimentateur obtint une cataracte totale. Dans aucun cas il n'y eut de lésion de la capsule. A l'examen microscopique, il constata tout d'abord des altérations des cellules intracapsulaires, puis surtout une dislocation, une disjonction des fibres cristalliniennes avec interposition de liquide entre elles.

M. *Hess* a pratiqué des expériences analogues. Après la ponction de la chambre antérieure, il provoquait, à l'aide de l'ésérine le rétrécissement de la pupille et promenait un stylet mousse pendant 3 à 4 minutes, sous une pression modérée, sur toute la cornée.

Dans tous les yeux ainsi opérés, M. Hess a constaté l'absence de toute lésion de la capsule et obtenu néanmoins une formation de cataracte.

Le massage à l'aide du doigt sur la paupière fermée (méthode recommandée par Jany) ne lui a donné aucun résultat, même en continuant le massage avec forte pression pendant 6 à 8 minutes.

Dans ces cas, M. Hess a observé, au bout de six heures, une opacification légère de la corticale antérieure. Bien que cette opacité occupât déjà tout le quart supéroexterne du cristallin, elle régressa en deux jours.

En général les choses se passent de la façon suivante : le cristallin paraît légèrement trouble dans sa totalité, mais bientôt on s'aperçoit que la cataracte se forme surtout dans la corticale postérieure. Le trouble général de la substance cristallinienne disparaît petit à petit.

M. Hess (1) a trouvé dans la cataracte par massage, des points de rapports nombreux avec la cataracte naphtalinique.

(1) *Hess.* De la cataracte naphtalinique (Revue générale d'ophtalmologie 1888, p. 385).

Dans cette dernière, les altérations du cristallin, observées par lui, sont les suivantes :

Des rayons étroits, en grand nombre, s'étendent de l'équateur du cristallin en s'allongeant rapidement vers le pôle postérieur.

Lorsqu'on examine des coupes microscopiques du cristallin dans cette première période, on trouve, dans les couches les plus rapprochées de la capsule postérieure exclusivement, des vacuoles ovales fusiformes, petites et grandes, en très grand nombre, tandis que les fibres elles-mêmes sont à peu près normales.

Près de l'équateur, à l'endroit où la cataracte débute, on voit des matières rondes comme des écailles qui proviennent de la dégénération des fibres et se rencontrent également dans toutes les variétés de cataracte.

Hess y voit la preuve anatomique que l'apparition de la cataracte est précédée de la formation de vacuoles et de fentes, sans véritable opacification. C'est la confirmation expérimentale de la théorie de Becker, suivant laquelle la formation de la cataracte est précédée d'une accumulation de sérosité entre les fibres cristalliniennes,

L'hypothèse contraire, émise par Deutschmann autrefois pour la cataracte sénile et récemment pour la cataracte diabétique et qui place les premières altérations dans les fibres cristalliniennes elles-mêmes, ne concorde pas avec les recherches de Hess.

Lorsqu'on examine, à une période plus avancée (5 à 7 jours après le début de la nourriture naphtalinique), l'épithélium de la capsule, on trouve, dans les parties voisines de l'équateur, une prolifération cellulaire des plus actives.

On voit souvent d'un seul coup, avec un grossissement considérable, six à dix figures de divisions nucléaires, et le processus peut s'observer sur une grande étendue, dans l'épithélium de la capsule.

M. Hess a trouvé les premières divisions nucléaires dans un cristallin qui commençait à s'opacifier trois jours après la première ingestion de naphtaline. Il les a rencontrées aussi dans le cristallin d'un lapin dont le fond de l'œil était resté absolument normal.

En rapport avec ces altérations, on trouve aussi bientôt un pseudo-épithélium de la capsule postérieure qui s'étend, dans une période ultérieure de quinze jours à trois semaines, sur toute la capsule postérieure, avec les mêmes irrégularités que Becker a décrites pour la cataracte sénile : de grandes cellules avec d'énormes noyaux difficiles à colorer, irrégulièrement disposées, et à côté des cellules vésiculaires, des formations verruqueuses... etc...

Il n'a pas été possible à M. Hess de constater une karyokinèse des noyaux, soit dans les fibres cristalliniennes, soit dans l'épithélium postérieur.

Ayant constaté dans deux formes de cataracte si absolument différentes, dont l'une a une cause mécanique et l'autre une cause chimique, les mêmes *premières altérations* signalées par Becker pour la cataracte physiologique, M. Hess incline vers l'idée que toutes les cataractes peuvent avoir un mode d'origine anotomo-pathologique uniforme.

EXPÉRIMENTATION

Si, de la clinique, nous passons dans le domaine de l'expérimentation, nous verrons qu'elle a pu reproduire des troubles analogues à ceux observés dans les cas de contusion simple.

Stein (1), occupé à faire des recherches sur les fonctions du limaçon, voulut chercher des preuves pour ou contre l'hypothèse de Helmholtz, qui admet que des fibres spéciales sont affectées par les différents tons. Il enferma dans une caisse des cobayes âgés de deux à trois jours et adapta sur la caisse un diapason qu'il maintint en vibration pendant quarante-huit heures. Ces expériences eurent lieu dans l'obscurité. Au bout de trois à quatre heures, il observa une forte dilatation de la pupille qui réagit très lentement à la lumière. Au bout de douze heures environ, il vit à la partie postérieure du cristallin une opacité étoilée dont les rayons ressemblaient à des plumes d'oiseau, surtout du côté de l'équateur; en outre, un trouble peu accusé du cristallin en général. Ces phénomènes durèrent environ vingt-quatre heures; petit à petit, le centre s'éclaircit et la figure étoilée disparut, bien que le diapason

(1) Stein. Production de cataractes par le son (Staar durch Töne erzeugt). (*Centralbl. f. p. Augenh,* janvier 1887. *Rev. gen. d'ophth,* An. Dor.)

n'eût pas cessé de vibrer. Pendant ce temps, trois nouvelles taches blanches triangulaires (base à la périphérie, sommets n'atteignant pas le centre), apparurent à la partie postérieure du cristallin, pour s'effacer au bout de quatre à cinq jours. Stein a fait, dans des conditions analogues, dix-huit expériences, lesquelles ont toutes donné des résultats positifs. Les cristallins des yeux énucléés montraient une cataracte étoilée antérieure ou postérieure, ou une cataracte corticale postérieure, ou une combinaison de ces trois formes.

M. *Berlin*, en ébranlant avec une baguette élastique l'œil de lapins, a réussi à déterminer un trouble des masses corticales antérieures, la cornée et la cristalloïde restant d'ailleurs intactes.

Deutschmann a pratiqué une incision de la cornée chez de jeunes lapins et rouvert la plaie quatorze jours de suite à l'aide d'une sonde mousse. Il a obtenu ainsi un trouble superficiel du cristallin correspondant exactement à l'emplacement de la plaie cornéenne.

L'examen histologique pratiqué deux mois plus tard révélait l'existence d'une cataracte capsulaire très limitée. La capsule ne présentait pas trace de blessure.

Nous trouvons dans la thèse remarquable de M. *Schirmer* (1) toute une série d'expériences sur les contusions du cristallin.

Cet auteur emploie deux procédés différents pour produire ces lésions.

Le premier consiste à ouvrir la cornée du lapin avec

(1) Schirmer. Etude expérimentale des contusions simples du cristallin. (Dissertation inaugurale. Greifswald 1887.)

un couteau lancéolaire, à pénétrer à travers la plaie avec une sonde mousse, la pousser jusque vers le bord pupillaire opposé, et, en la ramenant au dehors, à presser légèrement avec la pointe sur la cristalloïde antérieure. La pression est exercée de façon à sentir une résistance élastique.

Dans le deuxième procédé, Schirmer pratique avec le couteau de Graefe une ponction et une contre-ponction en deux points diamétralement opposés de la cornée. L'humeur aqueuse s'écoule après la contre-ponction. Il fait alors exécuter à son couteau, dont le dos est tourné vers la cristalloïde antérieure, un mouvement de scie, mais n'achève pas la section de la cornée. Le dos du couteau froisse ainsi la cristalloïde antérieure. Dans cette expérience, il est moins facile de graduer le traumatisme que dans la première.

Chaque opération a été faite sur des yeux atropinisés et cocaïnisés, après une asepsie rigoureuse.

Avec les deux procédés, l'expérimentateur a obtenu les mêmes phénomènes cliniques et les mêmes altérations microscopiques.

Les animaux en expérience ont été abattus et leurs yeux examinés à des périodes variant de quelques minutes jusqu'à 23 jours après le traumatisme. Les premiers examens ont été pratiqués d'heure en heure.

Après l'ouverture de la chambre antérieure et le traumatisme exercé sur la capsule, il se produit un trouble momentané de l'humeur aqueuse qui disparaît rapidement. Mais, à l'endroit où la capsule a été touchée, persiste une opacité d'étendue variable et proportionnée à la violence du traumatisme. Cette opacité de couleur grise, située sous la capsule, est parfois si faible qu'on peut à peine la distinguer. Elle apparaît au plus tôt, une heure et demie après la contusion, le plus généralement au bout de trois à douze heures, parfois plus tardivement. Elle arrive à son summum d'intensité après trente-six ou quarante-huit heures. Elle commence alors à diminuer, pour disparaître parfois au bout de quelques jours, parfois après plusieurs semaines. Le trouble ne disparaît pas régulièrement mais par plaques et finalement se réduit à de simples points blancs sous la capsule.

Une seule fois cette opacité était stationnaire au bout de trois semaines. L'examen microscopique de ce cristallin montra une dislocation très étendue des fibres cristalliniennes. L'épithélium capsulaire était redevenu normal.

Abstraction faite de quelques cas où l'examen clinique n'a rien accusé, et où l'examen microscopique n'a révélé que des altérations épithéliales insignifiantes, tous les autres ont montré l'existence d'un trouble à bords mal limités, en forme de stries et correspondant à la partie froissée. En général l'opacité est d'autant plus faible, d'apparition plus tardive et de disparution plus prompte que la contusion a été moins violente. Les altérations microscopiques sont proportionnelles à son intensité.

L'opacité reste généralement localisée dans la corticale antérieure au voisinage du point contus.

Les altérations épithéliales ne paraissent pas jouer le

principal rôle dans la production de ces opacités, car Schirmer a pu en constater en l'absence de troubles du cristallin et les voir, dans d'autres cas, disparaître après sept ou huit jours, alors que l'opacité persistait pendant un temps plus long.

Quand le traumatisme a été assez énergique, on voit apparaître la figure étoilée antérieure. Cette figure apparaît à l'éclairage latéral sous forme d'une ligne grisâtre. Elle tranche assez nettement sur les parties voisines. On la voit se dessiner six à huit heures après le traumatisme et disparaître communément au bout de douze à quatorze jours.

Au microscope on trouve que cette figure est rendue visible par la présence entre les fibres cristalliniennes, de vacuoles remplies d'un liquide d'aspect granuleux.

Schirmer n'a constaté, dans tous ses examens, aucune blessure de la capsule, mais il existait, dans l'épithélium de la capsule antérieure une dégénérescence visible des cellules et de leur noyau. Il en résultait des lacunes, presque immédiatement comblées par un travail de régénération auquel prennent part les cellules demeurées intactes au milieu de celles détruites, et surtout les cellules épithéliales de voisinage. Ces dernières s'aplatissent, s'élargissent, se déplacent latéralement, de façon à combler les lacunes produites par l'effet du traumatisme. Cette régénération se fait déjà quelques heures après la contusion. Au bout de 8 à 12 heures, les lacunes ont disparu.

Schirmer, a observé aussi une véritable karyokynèse,

laquelle ne commence que 24 heures après la lésion et peut-être suivie pendant 2.; à 48 heures.

Dans le cristallin, il faut distinguer les altérations produites par la contusion même, limitées à l'endroit où le choc a porté, de celles qui s'étendent au cristallin tout entier. Ces dernières doivent être rapportées à un trouble de la nutrition. A l'endroit de la contusion, on constate un léger enfoncement des fibres cristalliniennes transformées en un détritus moléculaire ou grenu.

Lorsque la contusion a été très faible, de sorte que l'opacité disparaît en peu de jours, l'examen microscopique montre seulement un gonflement des extrémités antérieures des fibres qui parfois sont comme éclatées.

Les altérations répandues dans le cristallin tout entier consistent en des lacunes disposées autour du noyau et remplies d'une matière d'apparence grenue. Pareille alteration a été constatée au pôle postérieur sous la capsule sans communication avec la figure étoilée postérieure.

La figure étoilée antérieure renferme une matière granulée analogue, visible à l'ophtalmoscope. Elle sépare les fibres cristalliniennes qui, à l'état normal, se touchent par leurs extrémités dans la figure étoilée.

Si l'on cherche, pour l'explication des troubles produits par la contusion simple, à tirer profit des faits cliniques et de l'expérimentation sur les animaux, on est amené, de prime abord, à distinguer plusieurs variétés d'opacités cristalliniennes d'origine traumatique.

A côté des blessures de la capsule qui permettent une imbibition et une résorption plus ou moins rapide, plus ou moins complète de la lentille, viennent se ranger les cas où la capsule n'a pas été ouverte. Les troubles éphémères observés, la restitution souvent très prompte de la transparence, avec intégrité de l'acuité visuelle, de la réfraction et de l'accommodation, ne donnent pas à supposer une pénétration de l'humeur aqueuse dans le cristallin.

Dans aucun des cas rapportés, il n'existait de déplacement du cristallin, (luxation ou subluxation), pouvant permettre d'incriminer le ligament suspenseur. On trouve d'autre part, dans la littérature ophtalmologique, l'histoire d'un certain nombre de cristallins luxés ayant conservé leur transparence pendant un temps très long.

La plupart des auteurs, et en particulier MM. les prof. Fuchs et Magnus, auxquels nous empruntons les meilleurs éléments du problème, émettent l'hypothèse plausible de l'accumulation d'un liquide entre les fibres cristalliniennes disjointes mais intactes. Fuchs, le premier, a signalé et minutieusement décrit des opacités équatoriales du cristallin dont la disposition donne l'idée d'un système canaliculaire rendu visible par l'envahissement d'une substance opaque. Schirmer a tiré pareille conclusion de ses expériences et cherché à expliquer l'apparition des lacunes et de la figure étoilée antérieure par un afflux exagéré de liquide nutritif ou par la gêne apportée à l'écoulement de ce même liquide, peut-être aux deux causes réunies. De là, distension des fentes ou lacunes préexistant dans le cristallin et apparition d'un système de véritables canaux.

Cette hypothèse rendrait compréhensible la possibilité d'une disparition du trouble, sans changements dans la substance cristallinienne.

Quelques observations anatomiques viennent à l'appui de cette manière de voir. *Landolt* a constaté, dans des préparations de cataracte corticale après rétinite pigmentaire, que les fibres cristalliniennes étaient séparées les unes des autres, et que dans les fentes ainsi créées, un liquide était renfermé, les fibres elles-mêmes n'étant pas troublées.

Becker également a remarqué, dans le cristallin d'un chien atteint de trouble de la corticale postérieure, l'écartement des fibres avec amas de liquide entre elles. Même observation pour les opacités corticales qui se développent chez des animaux nourris de naphtaline; là aussi, où il s'agit sûrement d'un trouble de la nutrition, on ne trouve d'abord qu'une disjonction des fibres cristalliniennes intactes par amas de liquide (*Panas, Hess*).

Fuchs était très disposé à ne voir, dans les opacités corticales après contusion, qu'une injection d'un système canaliculaire préexistant et il se proposait d'en fournir la preuve quand parut le travail de *Schlösser* (1).

Après blessure de la cristalloïde antérieure chez des lapins, cet expérimentateur vit se développer, déjà une demi-heure après le traumatisme, de nombreuses vacuoles dans les fibres cristalliniennes près de la surface antérieure. Ces vacuoles n'apparaissent que dans les fibres jeunes et jamais dans celles où l'on ne reconnaît plus de noyaux. Il est rare d'en trouver dans les couches situées derrière le noyau, tandis que leur nombre est grand dans celles qui se trouvent en avant du noyau.

Schlösser croit pouvoir expliquer le fait parce que, dans les fibres toutes jeunes, le noyau ne remplit pas entièrement le canal protoplasmatique, tandis qu'il le remplit dans les fibres anciennes.

Après l'apparition des vacuoles mentionnées, il survient une altération toute particulière près de la surface postérieure du cristallin. Entre la corticale équatoriale et la corticale postérieure, non loin de la cristalloïde postérieure et parallèlement à celle-ci, on voit apparaître une couche composée d'un système de vacuoles qui séparent les fibres cristalliniennes et sont remplies d'une matière finement granulée.

Une autre altération, qui se développe immédiatement après, est composée de lacunes fusiformes, qui commencent dans la corticale postérieure, dans l'espace

(1) *Experimentelle Studie über traumatische Catarakt.* (München, 1887.)

où les rayons postérieurs de la figure étoilée se réunis-
sent, et, après avoir contourné le noyau du cristallin,
s'étendent dans la corticale antérieure où elles se réu-
nissent de nouveau dans les lignes de la figure étoilée
antérieure.

Ces lacunes sont remplies de matière finement granulée, et séparées les unes des autres par des cloisons
fibrillaires plus ou moins larges. Ces lacunes ne sont
autre chose que les sections transversales d'un système
de canaux qui entourent le noyau du cristallin. On
trouve la même matière granulée, qui remplit ces
canaux périnucléaires, aussi dans la figure étoilée antérieure.

Si c'est la cristalloïde postérieure qui a été blessée,
sans que la corticale ait été atteinte, il ne survient
d'autre altération qu'une légère imbibition des fibres
au voisinage de la plaie.

Telles sont les altérations produites dans les premières
dix à douze heures qui suivent une cataracte traumatique. Les deux systèmes lacunaires rendus apparents
par le traumatisme disparaissent plus tard. Schlösser
les considère comme les voies préformées de la lymphe
dans le cristallin, comme le système lacunaire lymphatique.

En résumé, les fibres cristalliniennes paraissent,
dans les cas de contusion simple, n'avoir subi aucun
dommage sérieux, et, dans la pluralité des cas, le pro-
nostic de ces lésions est assez favorable.

CONCLUSIONS

On a décrit, en ces dernières années, sous la rubrique: *Contusions simples du cristallin*, des traumatismes de l'œil suivis de troubles de transparence de la lentille sans solution de continuité de la capsule. Ces troubles de transparence, dont l'apparition suit généralement de très près le traumatisme, sont d'étendue et de durée variable.

Ils peuvent disparaître, comme aussi se compléter de façon à former une cataracte traumatique.

Le mode de vulnération consiste, en coups portés sur le globe avec des corps mousses sans lésions des membranes externes, ou en froissements de la cristalloïde après plaie pénétrante de la cornée.

Les troubles du cristallin observés à la suite des convulsions de l'enfance, après des crises hystériques ou épileptiques, nous paraissent devoir être rapprochés des troubles par contusion.

Nous sommes tentés d'attribuer même origine aux cataractes produites par la foudre.

Le massage du cristallin, par le procédé de Fœrster, produit des troubles comparables à ceux de la contusion simple.

Ces troubles ont pu être reproduits expérimentalement et donner lieu à des études très intéressantes sur leur mode de production et les changements passagers ou durables qu'ils impriment à la nutrition de la lentille.

Paris.—Typ. A. PARENT, imp. de la Fac. de méd., A. DAVY, successeur, 52, rue Madame et rue Corneille, 3.

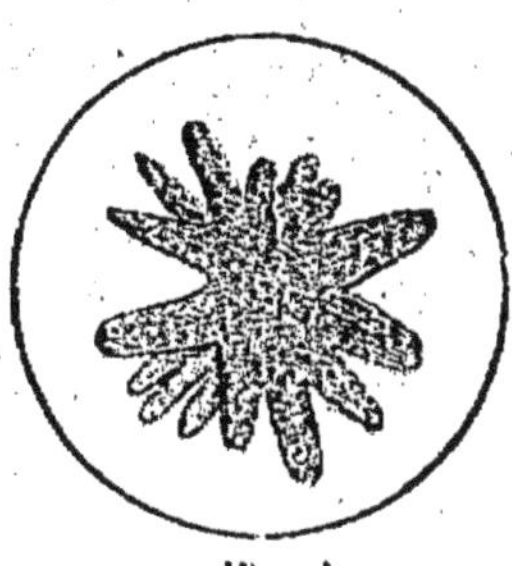

Fig. 1

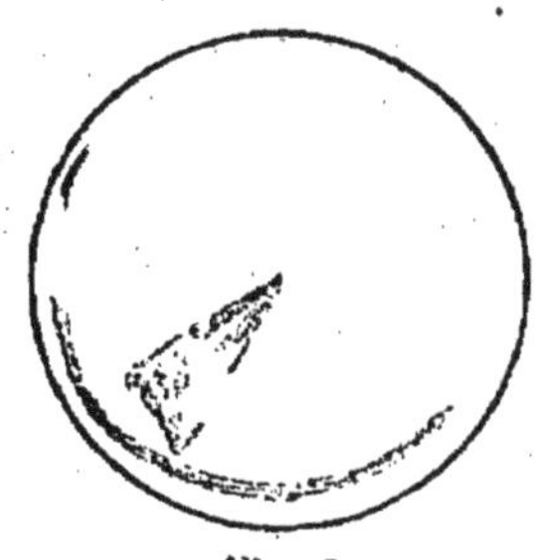

Fig. 2

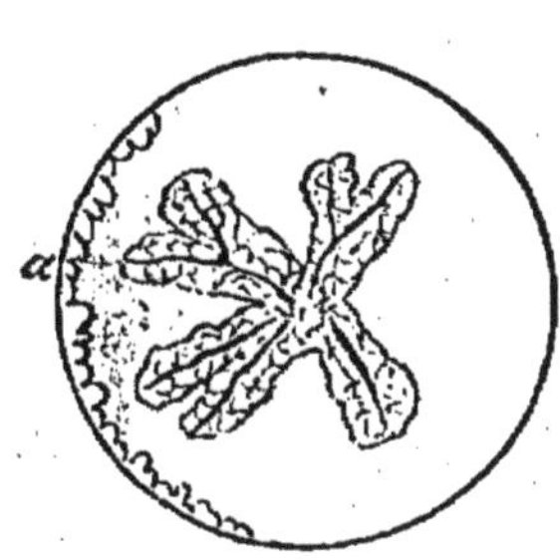

Fig. 3

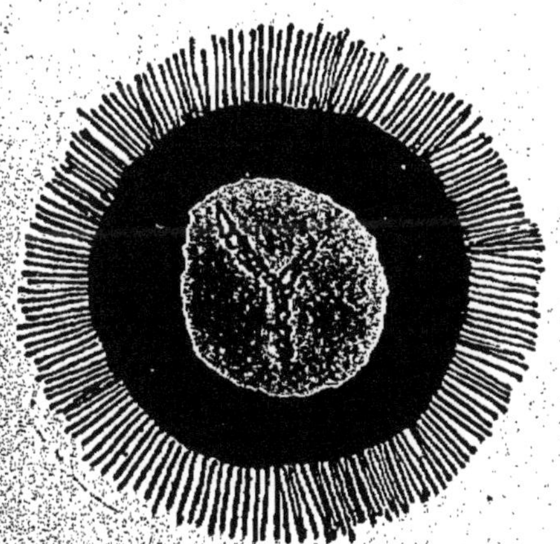

Fig. 4

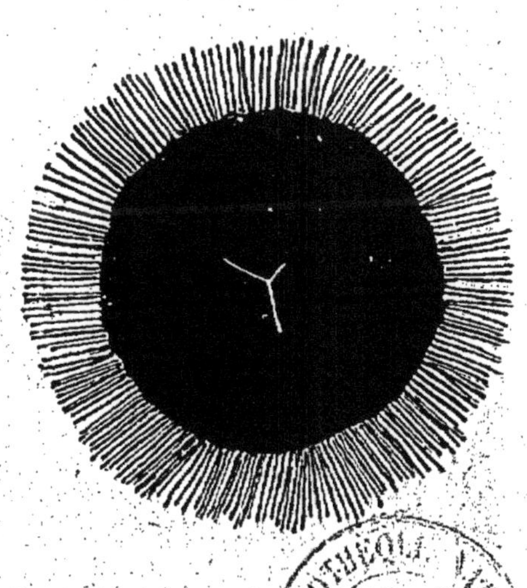

Fig. 5

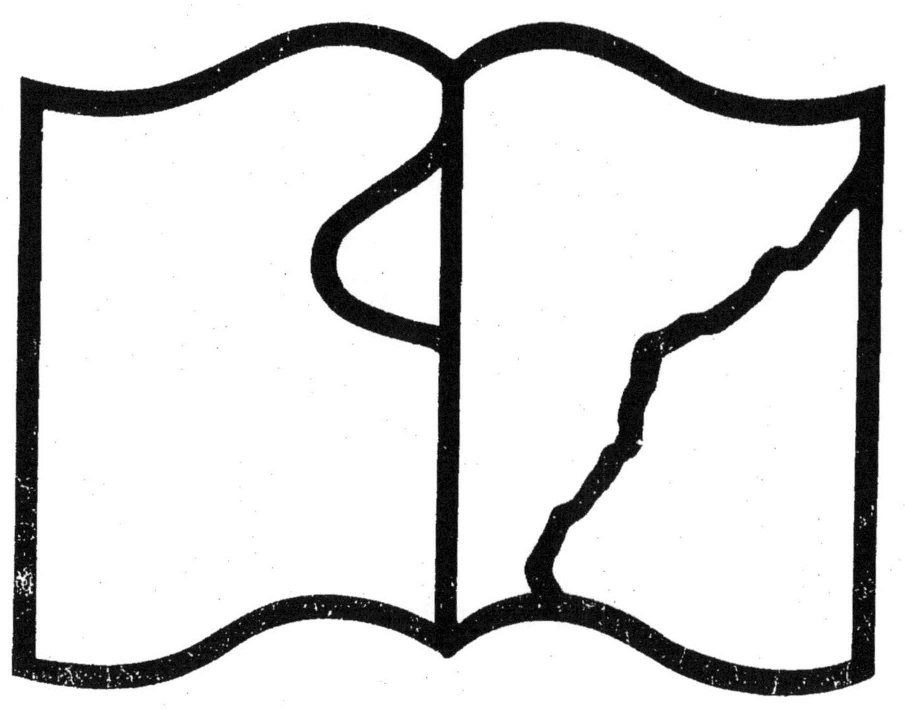

Texte détérioré — reliure défectueuse

NF Z 43-120-11

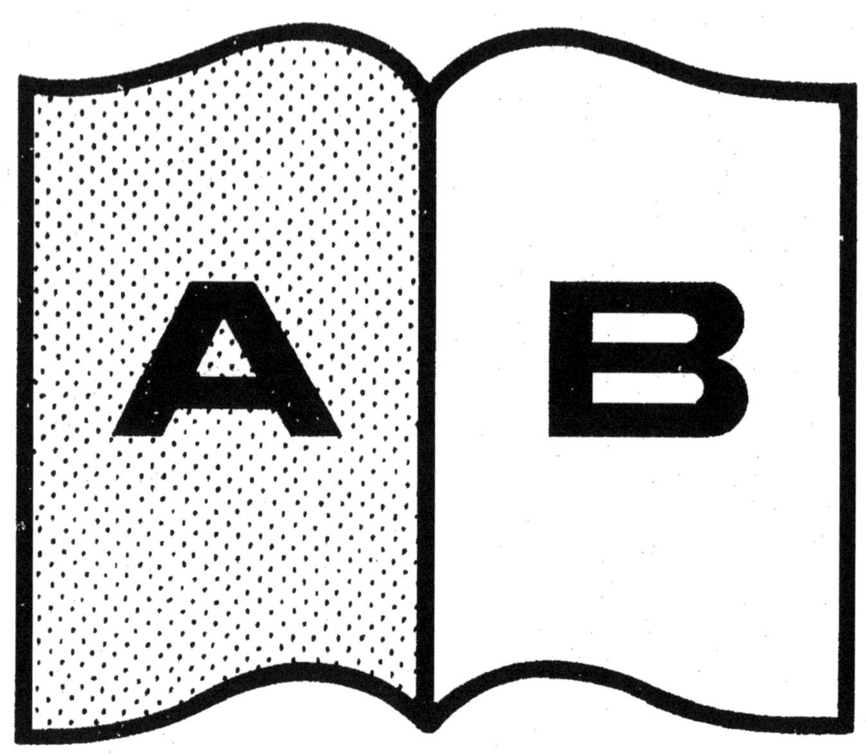

Contraste insuffisant

NF Z 43-120-14

9 782016 171851